BIBLIOTHÈQUE GÉNÉRALE DE MÉDECINE

ÉTUDES SUR LE MUGUET

PAR

Le Docteur Hector GRASSET

DE LA FACULTÉ DE PARIS

LICENCIÉ ÈS-SCIENCES PHYSIQUE ET CHIMIE

PRÉPARATEUR AU LABORATOIRE DE LA CLINIQUE CHIRURGICALE

DE L'HÔTEL-DIEU

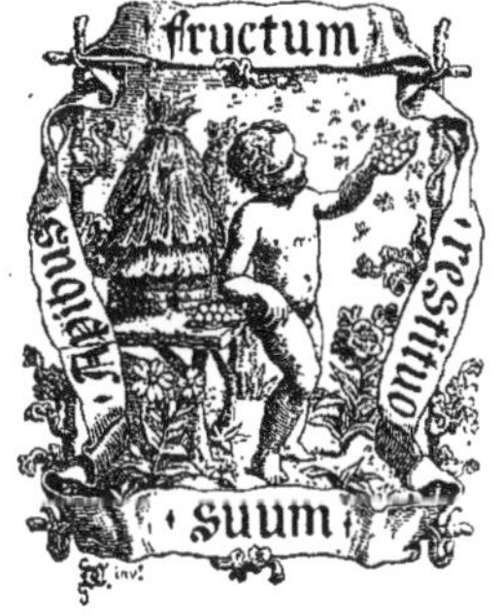

PARIS

SOCIÉTÉ D'ÉDITIONS SCIENTIFIQUES

PLACE DE L'ÉCOLE DE MÉDECINE

4, Rue Antoine-Dubois, 4

1894

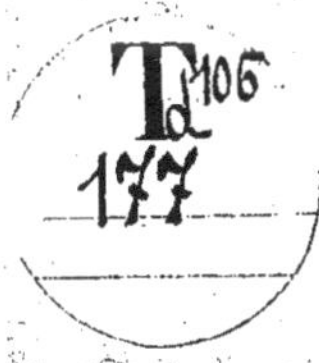

ÉTUDES SUR LE MUGUET

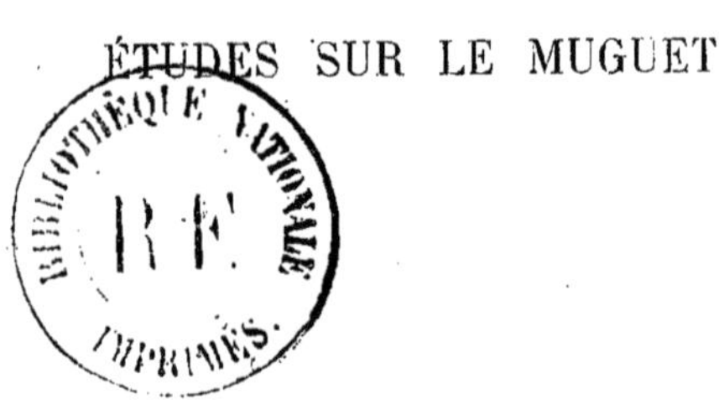

BIBLIOTHÈQUE GÉNÉRALE DE MÉDECINE

ÉTUDES SUR LE MUGUET

PAR

Le Docteur Hector **GRASSET**

DE LA FACULTÉ DE PARIS

LICENCIÉ ÈS-SCIENCES PHYSIQUE ET CHIMIE

PRÉPARATEUR AU LABORATOIRE DE LA CLINIQUE CHIRURGICALE
DE L'HÔTEL-DIEU

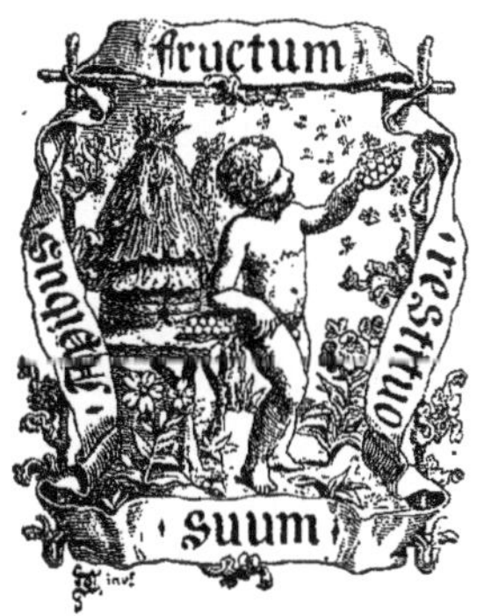

PARIS
SOCIÉTÉ D'ÉDITIONS SCIENTIFIQUES
PLACE DE L'ÉCOLE DE MÉDECINE
4, Rue Antoine-Dubois, 4

1894

AVANT-PROPOS

Il est un devoir que je dois remplir avant tout, ici, c'est de présenter à M. le professeur Duplay, dont j'ai été l'externe en 1891, et qui a bien voulu accepter la présidence de cette thèse, l'expression de ma plus entière gratitude pour m'avoir largement ouvert les portes de son laboratoire où j'ai pu exécuter quelques petits travaux. Je lui garderai une reconnaissance profonde pour sa bonté et je m'efforcerai de mériter l'honneur qu'il m'a fait.

Je dois aussi remercier d'une façon toute particulière mon maître et ami le Docteur Cazin, chef du laboratoire, des conseils qu'il n'a cessé de me prodiguer depuis quatre années, et de l'amabilité avec laquelle il sait toujours faire une gracieuseté.

Ensuite, que les maîtres des hôpitaux, auxquels je dois la plus grande partie de mes connnaissances médicales, et sous lesquels j'ai servi, soit comme stagiaire, externe ou interne provisoire, me permettent de leur adresser l'assurance de mes meilleurs sentiments et de les remercier des efforts qu'ils ont faits pour me communiquer un peu de leur science.

MM. le Professeur DUPLAY		
BAZY		Clinique chirurgicale.
ROCHARD		
DELBET		
GOMBAULT		Conférences d'anatomie pathologique.
LETULLE		
Hippolyte MARTIN		Clinique médicale.
HUTINEL		
LERMOYEZ		
le Professeur TARNIER		Clinique obstétricale.
DEMELIN		

Je remercie M. le Dr Aviragnet, chef de clinique à l'hôpital des Enfants-Malades, de l'obligeance avec laquelle il s'est mis à ma disposition pour me procurer l'occasion d'amasser des matériaux pour mon travail.

Enfin je suis reconnaissant à mon ami C. Audistère, de la peine qu'il a prise en m'aidant en mes recherches bibliographiques.

INTRODUCTION

Depuis l'année 1891, époque à laquelle j'étudiais un champignon pyogène provenant d'un abcès gingival (1), qui ressemblait morphologiquement au muguet, j'ai souvent eu l'occasion de m'occuper de ce dernier parasite, et depuis longtemps j'avais acquis la conviction de la variabilité de ses propriétés en certaines circonstances.

Après avoir examiné un certain nombre de cas de muguet, soit chez des adultes de différents services, soit chez des enfants, j'ai eu l'idée d'en chercher de nouveaux et d'en faire une étude expérimentale complète afin d'affirmer ma conviction.

Les sources de mes observations sont très différentes, et proviennent, pour les adultes, de l'hôpital Saint-Antoine, de l'hôpital Hérold et de l'Hôtel-Dieu ; pour les enfants, des Enfants assistés ou de la crèche des Enfants malades. La plus grande partie des expériences a été réalisée au laboratoire de M. le professeur Duplay.

(1) H. Grasset. Etude d'un champignon pyogène parasite de l'homme. Arch. méd. expérim. Septembre 93.

J'ai rencontré des résultats intéressants suivant les différents modes d'inoculation, et j'ai eu l'occasion d'étudier complètement la mycose produite par le muguet.

Klemperer, en 1885, injectant dans la veine auriculaire du lapin plusieurs centimètres cubes d'une culture pure de muguet, vit se développer une mycose rapidement mortelle et retrouva le parasite dans les organes des animaux injectés.

MM. G. Roux et Linossier, en 1889, produisent chez deux lapins des lésions semblables, quoique avec une histoire clinique contradictoire.

Ces descriptions succinctes se basant sur un petit nombre d'expériences, ne peuvent donner une idée exacte de cette mycose expérimentale que j'étudierai et décrirai complètement dans ce travail.

Chemin faisant, j'ai rencontré des faits intéressants concernant le diagnostic du muguet et la flore buccale ; je les consignerai en un chapitre à part.

Diagnostic du Muguet

Le diagnostic du muguet semble si facile, que les auteurs classiques ne s'en préoccupent pour ainsi dire pas, et se contentent d'énumérer quelques affections qui, dans certains cas particuliers pourraient, à un *examen superficiel*, être prises pour cet épiphénomène.

C'est ainsi qu'ils signalent les productions de la stomatite ulcéro-membraneuse, de l'angine pultacée, de la diphtérie, des ulcérations aphteuses, les kystes épidermoïdes et le lait concrété, comme pouvant dans certains cas arrêter le diagnostic.

Ces manifestations ne nous arrêteront pas ici ; nous voulons surtout insister sur les cas où le diagnostic, à l'œil nu, fait après un examen consciencieux des lésions, de leur siège, et aidé de l'étude des propriétés physiques de l'exsudat, apparaît certain, et où cependant on n'a pas affaire à ce champignon.

M. J. Simon, dans son article *Muguet*, du Dictionnaire de médecine et de chirurgie pratiques, s'exprime ainsi : « Son début par la langue, son aspect caséeux, blanchâtre, une affection des voies digestives, un état cachectique, un désordre général quelconque constituent des éléments de diagnostic certain que, dans les cas de doute, le microscope n'hésiterait point à caractériser». Et plus loin : « Par le fait de certaines conditions d'*hypersécrétion épithéliale*, la muqueuse des joues revêt quelquefois l'aspect du muguet. Ce sont de petits amas blanchâtres de produits épithéliaux qui se détachent aisément et dans lesquels le microscope ne découvre pas les filaments, ni les spores de l'oïdium. Si cependant ces masses épithéliales sont déposées sur les gencives, on les trouve quelquefois pourvues d'une algue particulière, appelée par les micrographes du nom de *Leptothrix buccalis*, mais qui ne ressemble en rien aux spores et aux filaments du cryptogame du muguet ».

Ainsi le microscope, d'après les classiques, permet de trancher le différend dans les cas douteux, et ces cas qui sont en rapport avec des productions épithéliales des joues ne se produisent pas fréquemment. On ne met pas en cause les productions localisées à la langue et au voile du palais.

Comme en clinique, étant donné le sujet, on ne se sert du microscope que pour faire une démonstration de la nature du muguet, c'est-à-dire à de très rares intervalles, il en résulte qu'on n'a que des données incomplètes sur sa fréquence et celle des enduits buccaux qui peuvent le simuler. Or, nous pouvons affirmer que ces cas de pseudo-muguet se présentent très souvent, et si la chose semble peu intéressante en l'espèce, il est cependant assez naturel, maintenant que l'étude de la flore buccale a suscité de nombreux travaux, de rechercher la cause de ces revêtements épithéliaux.

Ce sont des productions de cette nature que M. le professeur Laboulbène avait qualifiées de muguet sans mucédinée.

Bien plus, le microscope est quelquefois impuissant à donner la nature exacte de ces productions anormales. Dans deux cas, où l'enduit lingual simulait le muguet, l'examen microscopique direct ne nous révéla ni spores, ni mycélium, et cependant la culture montra quelques colonies du champignon au milieu d'autres très nombreuses et d'espèces microbiennes. En suivant l'évolution, on voyait sans changement d'aspect, le muguet se développer sur un pseudo-muguet.

Ainsi pour faire le diagnostic certain de muguet, il faut non seulement l'examen microscopique, mais des ensemencements de l'enduit.

Lorsqu'on voit, sur la langue, de petites masses isolées, d'abord arrondies, d'un blanc éclatant et opaque, qui s'agrandissent excentriquement et constituent, par leur fusion, une couche membraniforme épaisse, inégale et tomenteuse, on peut avoir aussi bien affaire à un muguet qu'à un pseudo-muguet.

L'adhérence et la consistance du dépôt pouvant être variables, sa dissociation plus ou moins facile suivant l'épaisseur et l'état de sécheresse de la bouche, il en résulte qu'on ne peut rien conclure.

Si l'examen direct d'une parcelle dissociée de la membrane permet de reconnaître des spores et du mycélium le doute n'est plus possible. Encore dans les cas où les éléments sont en minime quantité, faut-il un examen soigneux pour les reconnaître. La préparation dans la potasse à 40 °/₀ est particulièrement instructive. La dilution des éléments dans l'eau et l'étude avec un objectif à immersion à eau est très facile. Un objectif à sec n° 7 suffit d'ailleurs.

Quand l'affection est au début, l'examen des cultures est indispensable pour affirmer la nature. On prend deux tubes d'agar ordinaire ou glucosé, qu'on ensemence successivement en strie avec une même prise au bout d'un fil de platine. On met à l'étuve à 35° et 36 heures après on a déjà des colonies nettes et caractéristiques du muguet, souvent isolées, et qui permettent par un réensemencement immédiat, l'obtention de cultures pures.

Les colonies blanches, mates, arrondies et légèrement surélevées, sont généralement bien circonscrites et se distinguent facilement des autres colonies microbiennes qui de plus se développent tardivement. Sur agar glucosé, ces taches prennent une expansion plus considérable et peuvent atteindre quelquefois un demi-centimètre de diamètre.

L'examen microscopique des cultures ne permet pas de se prononcer catégoriquement, car nous avons vu dans certains cas, des colonies petites, rondes, d'un blanc grisâtre, être composées de muguet pur. Il faut donc employer le microscope pour reconnaître les formes globuleuses ou levûres ; cet examen est très facile et très démonstratif si l'on emploie les précautions sur lesquelles nous avons insisté dans un travail antérieur. Ces colonies anormales repren nent l'aspect caractéristique par un réensemencement ; elles semblent être en rapport avec une virulence moins grande de ce micro-organisme.

Nous rappellerons que c'est sur la carotte cuite, stérilisée, que l'on obtient les cultures solides les plus remarquables, les colonies se développent avec une exubérance extraordinaire. Là, outre les éléments globulaires, on rencontre des cellules cylindriques, et celles-ci se trouvent surtout à la profondeur de la colonie où l'accès de l'oxygène est moins facile.

Ce n'est qu'après avoir fait toutes ces manipulations sans rencontrer une seule colonie, que l'on pourra infirmer le diagnostic de muguet.

Pseudo-Muguet

Nous comprenons dans cette dénomination les enduits buccaux ayant débuté sur la face dorsale de la langue, se limitant à cet organe ou envahissant le voile du palais, et présentant un aspect tel que sans l'examen microscopique, le diagnostic est impossible à faire, et qu'ils sont pris pour du muguet.

Nous avons même rencontré, dans une salle de l'hôpital Hérold, chez des femmes cachectiques, des dépôts blancs, envahissants, épais, crémeux, ayant évolué à la même époque et d'une façon semblable, pour lesquels le diagnostic muguet avait été nettement posé. L'examen méthodique de ces deux cas, nous montra que celui qui semblait le plus typique n'était qu'un pseudo-muguet, alors que l'autre moins franc était bien formé par le champignon.

Le nombre de faits que nous avons examinés se monte à une trentaine ; il n'est pas suffisant pour établir un rapport entre les cas de pseudo-muguet et ceux de muguet vrai, car d'après ce que nous avons vu, le pourcentage varie suivant que l'on envisage tels milieux divers et surtout des individus d'âges différents. Nous avons rencontré du pseudo-muguet aussi bien chez les enfants que chez les adultes cachectiques, mais plus fréquemment chez les premiers que chez les derniers ; la moyenne approcherait d'un cas, sur quatre de muguet.

Nous n'avons pris que les cas simulant parfaitement le muguet, mais il doit y avoir des faits inverses d'enduits buccaux ne ressemblant que peu au muguet et où cependant on rencontrerait ce champignon. Il faudrait faire l'examen systématique de tous les dépôts épais et blanchâtres.

D'après les résultats obtenus en suivant la méthode indiquée au chapitre précédent et après séparation et culture des espèces variées rencontrées, nous pouvons répartir en trois classes les cas étiquetés macroscopiquement muguet.

Dans une *première catégorie*, rentrent tous les faits où il s'agissait de muguet caractérisé par l'examen direct microscopique. Sur la lame on rencontrait au milieu d'un lacis plus ou moins serré de tubes mycéliens, des globules nombreux accolés ou libres, des débris de cellules épithéliales, des amas amorphes et des bactéries diverses.

Dans les tubes de culture, entre les colonies envahissantes de muguet, se montraient de petites colonies plus ou moins vivaces de microbes divers. Parmi les plus fréquents se trouvaient les staphylocoques blanc et doré ; les cocci divers, les bactéries et bacilles étaient plus rares. Tous ces organismes n'étaient aucunement pathogènes, même inoculés en masses respectables. Il y aurait un beau sujet d'études à faire sur l'influence du développement du muguet sur la virulence des microbes qui l'accompagnent.

Dans la *seconde classe*, sont compris tous les cas où nous n'avons obtenu, soit par l'examen direct, soit par la culture, que des microbes divers, sans muguet. En règle générale, ces microbes donnaient presque toujours des colonies rondes, proéminentes, blanches, bien limitées, se rapprochant un peu de celles du muguet, mais s'en différenciant souvent par un développement plus lent, moins considérable et une blancheur moins mate. Les staphylocoques étaient généralement absents, et les bactéries peu nombreuses. Presque toujours on avait affaire à des cocci ne tenant pas le Gram, quelquefois à des bacilles fins.

Toutefois, la différenciation des colonies à l'œil nu ne signifie rien, car nous avons vu plus haut, que dans certaines circonstances, les cultures du muguet peuvent changer notablement d'aspect.

On rencontrait souvent un très gros diplocoque; en grain de café, simulant le gonocoque, mais s'en différenciant par son volume, par sa résistance au Gram et une tendance prononcée à se grouper en tétrades. Ses colonies sont d'un blanc éclatant, et on peut les obtenir par la culture d'une desquammation épithéliale vulgaire.

Comme dans trois cas, nous avons rencontré ce diplocoque presque pur, et principalement dans celui signalé en tête du chapitre, nous avons essayé d'en faire des cultures liquides, mais sans aucun succès. D'ailleurs les cultures solides s'atténuaient et disparaissaient après deux ou trois ensemencements, même sur agar glucosé. Il ne nous a donc pas été permis d'expérimenter ses propriétés sur les animaux.

Il faut ajouter que les autres micro-organismes, cultivés dans des bouillons et inoculés de différentes manières, à des animaux, ne manifestèrent aucune propriété nocive.

Il ne faudrait pas croire que les faits signalés en ce paragraphe, fussent des cas peu étudiés, où le champignon localisé passait inaperçu, car l'évolution ultérieure ne permit pas d'y différencier du muguet. L'aspect de l'enduit ne provenait pas d'un ensemencement secondaire de ce micro-organisme, mais était bien typique.

Dans la *troisième catégorie* ne sont comprises que deux observations. A l'examen microscopique direct on ne trouvait que des bactéries diverses et pas de spores de mucor, mais les cultures donnaient quelques rares colonies de muguet perdues au milieu d'autres vulgaires. L'étude ultérieure permit de rencontrer le muguet en abondance. Il s'agit donc ici de faits où sur un pseudo-muguet s'est greffé un muguet véritable, sans qu'à aucune époque l'aspect du phénomène ait changé.

On peut tirer un résultat pratique de cette étude de pseudo-muguet, car nous avons remarqué que dans ces cas, l'affection était beaucoup moins tenace, et cédait plus facilement à des lavages boriqués ou à la solution phéniquée à 1 %.

Variabilité de virulence du Muguet

De même que l'on a reconnu les variations dans les propriétés des microbes pathogènes, on peut les déceler dans celles du champignon producteur du muguet. Cette idée devait fatalement être mise en avant et, depuis longtemps, nous basant sur quelques faits, notre conviction était établie à ce sujet. Nous avons essayé de la mettre en relief par des expériences nombreuses et diverses, et nous espérons avoir réussi. Plusieurs ordres de faits contribuent à la démonstration de cette variabilité.

Tout d'abord, si nous examinons les résultats des essais de culture de muguets de diverses provenances, nous observons des différences dans l'évolution des colonies. Alors que dans la presque totalité des cas, celles-ci sont en plein développement au bout de 36 à 48 heures, dans quelques autres ce n'est que vers le 3me jour qu'elles sont nettement accentuées ; dans d'autres enfin, déjà 24 heures après l'ensemencement, on se trouve en présence de volumineuses colonies. Il est bien entendu que les milieux sont de composition rigoureusement identique, ayant été fabriqués en bloc. On ne peut guère incriminer dans l'évolution, l'action des autres colonies microbiennes, car celles-ci se développent plus tardivement ; il s'agit certainement d'une intensité de croissance variable, en rapport avec le milieu originel des spores.

En outre, alors que dans la majorité des faits, les cultures revêtent un aspect que l'on pourrait dire pathognomonique, dans certaines circonstances elles présentent des colonies petites, mais vivaces, d'un blanc sale, très différent du blanc mat et joli des préparations ordinaires. Si l'on réensemence sur un milieu semblable, on retrouve quelquefois l'aspect typique ; seconde preuve de la variation qui peut se produire dans les propriétés intensives du champignon.

Ce sont les expériences exécutées sur les animaux qui nous renseigneront le mieux à cet égard. Ces expériences ont été instituées suivant trois séries différentes ; nous avons eu recours à des injections intraveineuses, intrapéritonéales, et à des inoculations sous-cutanées, de cultures faites dans des bouillons ordinaires.

Le problème à résoudre consiste à trouver quelles sont les variations, d'un même muguet, suivant le temps, la dose, le passage par l'organisme animal, aussi bien que celles de muguets différents, employés à doses égales de cultures de même âge.

L'âge des cultures ne semble pas influencer beaucoup la virulence du muguet, et dans un espace de temps assez considérable variant du simple au triple et au quadruple, il ne paraît pas y avoir de différence sensible dans les résultats. Ce n'est que quand les cultures sont âgées de plusieurs mois que l'activité s'atténue d'une façon sensible. Cette action minime a lieu aussi bien pour les inoculations sous-cutanées que pour les injections intra-veineuses.

La question de dose est très nette et l'influence très décisive. L'action pathogène est en raison directe de la dose, pour une même culture, quant aux lésions et à la rapidité. Le nombre des organes atteints augmente avec la quantité injectée, mais c'est surtout la durée de l'évolution de l'affection qui se trouve diminuée.

Ainsi un même bouillon injecté aux doses suivantes dans les veines de lapins, différant à peine de 50 grammes comme poids, a amené la mort, par mycose expérimentale, dans les espaces de temps successifs :

1	centimètre cube.	Mort au bout de	88	heures
2	id.	—	82	»
4	id.	—	55	»
6	id.	—	52	»

Les trois premiers animaux présentaient principalement des lésions aux reins et au foie, d'une étendue et de nombre variables avec la dose et augmentant progressivement.

Le quatrième, outre ces productions pathologiques plus confluentes, présentait un envahissement de tous les viscères par des granulations mycosiques et un épanchement ascitique abondant.

Les injections sous-cutanées ne produisent des lésions que si la dose monte à trois centimètres cubes au moins.

Si l'on fait des cultures avec du muguet pris sur animal mort à la suite d'inoculations, et que l'on expérimente à nouveau sur la même espèce animale ou sur une espèce différente (lapin à cobaye et vice versa), on obtient des résultats différents. Dans les injections intra-veineuses l'intensité des phénomènes est augmentée par le passage par l'organisme. Pour un échantillon donné, les cultures inoculées à la dose de 4 centimètres cubes, produisaient la mort des lapins en 4 et 6 jours ; après passage par l'organisme animal, des doses semblables agissaient au bout de deux jours et demi, et cependant les lésions dans ce dernier cas étaient moins confluentes et moins étendues ; résultats remarquables qui montrent des variations en sens inverse. Dans les inoculations sous-cutanées, dans certains cas le passage par l'animal semble n'influencer aucunement les résultats, tandis que dans d'autres il y a accroissement du pouvoir pathogène.

Si nous examinons maintenant des cultures d'origine différente, nous trouvons une bien plus grande variabilité dans les effets.

Les injections intra-veineuses donnent presque toujours lieu à une mycose rapidement mortelle, que nous étudierons en détail au chapitre suivant. La mort a lieu après un laps de temps variant de 2 jours et demi à six jours, suivant la dose, et suivant l'origine à doses égales. Les lésions sont également des plus variables comme répartition. Dans deux cas cependant, des injections intra-veineuses de 4 et de 5,5 centimètres cubes, n'ont absolument rien produit, et les animaux engraissés, sacrifiés longtemps après n'ont montré rien d'anormal. Un de ces faits répond à celui où la culture avait en premier lieu une apparence atypique. Ces deux résultats négatifs sont importants pour notre thèse, car les doses employées étaient assez considérables et généralement des quantités minimes produisent un effet remarquable.

Les injections intra-péritonéales, même à des volumes de 4 à 10 centimètres cubes de bouillon de culture, restent stériles. Cependant, dans un seul cas, par inoculation intra-péritonéale de 10 cc., chez un lapin, nous avons obtenu en 4 jours la mort de l'animal, qui nous présenta à l'autopsie comme seules lésions, quelques granulations mycosiques blanches, sur le centre phrénique et des reins fortement granuleux envahis par le champignon.

C'est dans les inoculations sous-cutanées que l'on rencontre la plus grande variabilité de résultats. Assez souvent, même en employant des doses de 6 cc., on n'obtient absolument rien ; dans d'autres cas, avec moins, on a des collections locales, fluctuantes, qui n'arrivent pas spontanément à suppuration, et qui se terminent soit par résorption lente, soit par induration (rarement), soit enfin par mort de l'animal qui présente des lésions internes que nous étudierons plus loin. Inutile de dire que ces expériences sont faites avec tout le soin désirable pour éviter les infections secondaires, et que si l'on sacrifie un animal possesseur d'une poche fluctuante, on obtient d'emblée des cultures pures de muguet. Dans un fait cependant, un cobaye mort après inoculation sous-cutanée, nous présenta au lieu des lésions ordinaires, des abcès hépatiques et osseux contenant des staphylocoques. Ce résultat malheureux qui peut se présenter dans toute série expérimentale, n'infirme en rien l'idée énoncée.

Ainsi nous n'avons jamais, avec un muguet d'origine buccale, pu trouver une ulcération spontanée de la peau au point d'inoculation ; nous n'avons pas eu en somme d'évolution complète d'un abcès produit par le muguet. Dans un travail antérieur (1) nous avions étudié un champignon provenant d'un abcès gingival, chez l'homme, dont les cultures, entièrement semblables à celles du muguet, produisaient de véritables abcès.

Nos conclusions à cette époque étaient les suivantes : « Au point de vue spécifique, on peut faire deux hypothèses qui peuvent se soutenir également ; ou bien ce champignon est une espèce particulière distincte et qui reste à déterminer, ou bien c'est un muguet ayant acquis des propriétés spéciales par suite d'un habitat anormal ». Maintenant, nous avons grande tendance à soutenir la dernière de ces opinions, car les faits étudiés plus haut nous donneraient en somme, une série progressive allant de faits négatifs à des résultats positifs de plus en plus accentués. La fonction pyogénique

(1) Loc. cit.

viendrait clôturer la série. La démonstration ne sera ferme, qu'autant que l'on trouvera d'autres cas de pyogénèse se rapportant au muguet, et alors nous aurons un bel exemple de la variabilité des propriétés d'un champignon suivant les conditions de milieu.

Mycose expérimentale

Le moyen le plus sûr pour obtenir une mycose expérimentale consiste à injecter dans la veine auriculaire du lapin, une culture liquide de muguet. L'âge de la culture peut varier dans de grandes limites, mais il est avantageux d'en prendre de jeunes car les filaments sont moins développés, moins enchevêtrés et ne bouchent pas l'aiguille des seringues. Pour avoir des résultats comparables, il faut se servir des bouillons ensemencés depuis un temps égal. Le moment le plus favorable est de 6 à 8 jours après la mise à l'étuve. La dose n'influe que sur la durée de la maladie et sur l'intensité des lésions, mais l'histoire clinique est semblable. Une dose minime suffit à faire périr les animaux mis en expérience.

MM. G. Roux et Linossier, qui ont opéré sur deux lapins seulement, ont eu des évolutions différentes et non comparables qui tiennent à leur manière d'opérer; ils n'ont signalé des lésions que du côte des reins et du myocarde pour l'un, et de rares granulations de la rate et du foie en plus pour l'autre. Or, nous avons remarqué sur une quinzaine de lapins des phénomènes absolument comparables entre eux, quoique les lésions fussent plus ou moins accentuées à l'autopsie, et l'ordre dans lequel les organes étaient atteints est le suivant: rein, foie, cœur, intestin et mésentère.

Voici comment ces auteurs opéraient : ils prenaient gros comme une tête d'épingle de culture pure d'oïdium sur carotte, et diluaient dans une quantité de bouillon stérilisé, alcalin légèrement, au volume de cinq centimètres cubes pour le premier et de deux centimètres cubes pour le second, et ils injectaient dans la veine auriculaire. A ce compte les deux lapins ont reçu des doses grossièrement égales, et cependant l'un n'est mort qu'au bout de 14 jours, l'autre quatre jours après. Il est vrai que dans la note peu explicite de M. Roux et Linossier, on pourrait tout aussi bien comprendre que le second animal n'a reçu que deux centimètres cubes de la solution faite pour le premier lapin, ce qui réduirait la dose à 2/5 ; alors dans ce cas on aurait encore un résultat plus contradictoire, car le lapin le plus fort et le plus vigoureux serait mort beaucoup plus vite avec une dose beaucoup plus faible.

Nous allons d'ailleurs reproduire la note de ces auteurs, afin de permettre de juger (1).

« Le premier lapin inoculé avait reçu dans la veine auriculaire cinq centimètres cubes de bouillon stérilisé légèrement alcalin, tenant en suspension gros comme une tête d'épingle de culture pure d'oïdium sur carotte, laquelle présentait exclusivement la forme levûre ».

« Durant quatorze jours il ne présenta aucun symptôme appréciable, sinon un peu de perte d'appétit et une

(1) *Lyon médical*, LXII, p. 327.

légère diminution de poids; le quinzième jour il fut pris subitement d'une paraplégie complète des membres postérieurs avec contracture et périt rapidement. A l'autopsie la substance corticale des deux reins et la myocarde étaient farcis de petites nodosités blanches ressemblant à de gros tubercules miliaires et exclusivement constitués par le champignon du muguet à l'état *globuleux filamenteux,* les filaments étant enchevêtrés et ramifiés, formés d'articles plus ou moins courts et tous privés de leur protoplasma; rien d'apparent ne fut noté dans la moelle, l'encéphale ni les méninges ».

« Le second lapin, très fort et très vigoureux, a reçu, le 10 octobre 1889, dans la veine auriculaire, deux centimètres seulement de dilution de muguet faite dans les mêmes conditions que précédemment (forme levûre *exclusive).* Dès le lendemain, son appétit était considérablement diminué, il paraissait triste et répondait mal aux excitations. L'urine émise était beaucoup moins abondante qu'avant l'expérience. On nota en même temps qu'il portait la *tête inclinée à gauche, la joue droite regardant en haut, les deux oreilles rabattues à gauche.* Dès le matin du 3me jour, anurie complète, alimentation nulle, abattement plus prononcé. T. R. 42° 5. Le port de la tête reste le même, plus accentué encore peut-être. Dans la matinée du 4e jour, l'animal est couché sur le flanc gauche ; si on le remet dans la position normale, il pousse de petits cris plaintifs, reste quelques secondes sur ses pattes en oscillant à droite et à gauche, puis finit par retomber de ce dernier côté. Il paraît avoir un peu de contracture des quatre membres sans véritable paralysie. Anurie toujours absolue, aucune nourriture n'a été prise depuis trois jours ; un peu de diarrhée. »

« A cinq heures du soir, ce même jour, le lapin est trouvé crevé dans sa cage, étendu sur le côté gauche. Il est à noter que tous ces symtômes (troubles particuliers de l'équilibre) sont absolument identiques à ceux observés dans l'aspergillose ».

« A l'autopsie, on trouve des reins très gros, chacun d'eux pèse 22 gr., et criblés à leur surface de granulations blanches subconfluentes, semblables à celles du premier lapin et chez ce dernier limitées à la substance corticale. Le cœur, qui pèse 7 grammes, est gonflé de sang noir et a son myocarde et ses piliers parsemés aussi de granulations identiques, un peu plus petites et plus discrètes cependant ; il en est de même de la rate, du foie, où elles sont très rares, et des parotides, dont la gauche est fortement congestionnée. Les poumons ont à peine deux ou trois de ces foyers mycosiques, mais leur base est un peu congestionnée et leur surface est marbrée de larges taches ecchymo tiques. Le sang possède encore des germes vivants comme en témoignent les cultures positives. Le bulbe rachidien, le cerveau et le cervelet sont absolument sains au moins macroscopiquement. La vessie aux trois quarts remplie d'urine ne renfermait pas de cellules d'oïdium ».

« Lichteim ayant attribué les troubles de l'équilibration dans l'aspergillose à la localisation du champignon dans le labyrinthe membraneux de l'oreille, M. Roux, avec l'obligeant concours de M. le professeur agrégé Launois, examina avec soin l'oreille interne des deux côtés et ne put ni à l'œil, ni au microscope y découvrir les éléments du muguet ».

« Contrairement à ce qui avait été observé chez le premier lapin, le plus grand nombre des filaments intra-rénaux possédaient la coloration par les couleurs basiques d'aniline. Étaient-ils encore vivants et susceptibles de se reproduire ? Des cultures, instituées au moment de l'autopsie, démontrèrent qu'il en était ainsi en devenant fertiles avec un léger retard cependant, retard qui se produit toujours quand le champignon a souffert pour une raison quelconque ; cette persistance de la vitalité s'explique ici par la courte durée de la maladie (4 jours) ».

Avant d'aborder la description clinique de la mycose, nous ferons remarquer que la conclusion de MM. Roux et Linossier, concernant les troubles d'équilibration, semblables à ceux de l'aspergillose, nous semble un peu prématurée. Ces phénomènes nous paraissent plutôt être des symptômes vulgaires de simple faiblesse ; ils ne se sont d'ailleurs produits que chez un animal sur deux. De même la paraplégie complète des membres postérieurs avec contracture n'a été nette que dans le premier cas. Nous n'avons jamais rencontré, dans nos expériences, quoi que ce soit, se rapportant à ces deux ordres de faits. Si les lésions ont été à peu près semblables dans les deux autopsies, il n'en est pas moins vrai que ces Messieurs ont été légers de vouloir conclure sur deux cas à évolution si diverse.

Voici comment nous avons expérimenté :

L'animal bien portant était mis en observation pendant plusieurs jours et sa température prise régulièrement à heure fixe, matin et soir, afin d'avoir une moyenne certaine. Puis un matin on lui injectait dans une des veines auriculaires, une quantité d'eau stérilisée égale à celle de la culture que l'on voulait lui inoculer ultérieurement.

La température rectale était examinée toutes les quatre heures pendant 24 ou 36 heures, après quoi l'on procédait à l'injection intra-veineuse de la culture. L'évolution thermique était suivie de quatre heures en quatre heures le jour, sauf pendant la dernière période où les examens étaient plus rapprochés. Nos animaux n'étaient jamais attachés sur la planche pendant l'expérience, mais simplement maintenus entre les genoux de l'aide ; l'injection ne durait que quelques secondes. De cette façon, après l'introduction d'eau stérilisée, nous n'avons jamais obtenu ni élévation, ni abaissement de la courbe thermique, contrairement à ce que l'on observe d'une manière variable chez les animaux attachés sur la planche à vivisection. Dans la mycose expérimentale, la température ne varie pas, sauf dans les dernières heures de la vie. Cette constance est nette et générale. Dans un cas il y a eu élévation de 0°6 les 24 premières heures, dans un autre abaissement de 1°.

Dans un seul cas nous avons noté une élévation lente et continue de un degré environ. Mais dans les 10 ou 12 dernières heures la température baisse brusquement et rapidement de un degré environ toutes les deux heures, jusqu'à la mort, qui arrive vers 34°.

Les phénomènes généraux sont peu accentués, et les lapins nourris abondamment ne présentent rien de particulier pendant les 24 ou 36 premières heures. Au bout d'un temps variable ils commencent à manger moins bien, urinent moins fréquemment, présentent de l'inquiétude, ne se bougent que sous une excitation directe. Les phénomènes s'accentuent, l'animal reste accroupi sur ses membres, les yeux mi-clos, la respiration fréquente et anxieuse ; il maigrit rapidement.

La mort peut se produire de deux façons différentes : ou bien tout d'un coup l'animal se met à crier et à sauter en l'air pendant quelques secondes, pour retomber sur le flanc et périr après plusieurs minutes ; ou bien brusquement il s'affaisse sur un côté et meurt rapidement. A la période ultime l'anurie est la règle, il y a quelquefois diarrhée.

Nous avons vu dans le chapitre précédent quelles sont les causes qui influent sur la durée de l'évolution, nous n'y reviendrons pas.

L'autopsie faite aussitôt la mort dûment constatée, nous a donné des résultats constants dans leur ensemble, mais variables dans la modalité. Jamais nous n'avons rencontré de lésions des poumons, qui étaient toujours roses et sains, quoique formant des organes traversés les premiers par le champignon injecté. Les centres nerveux et les méninges ont toujours été indemnes. Quant aux autres viscères, macroscopiquement ou microscopiquement ils étaient atteints ou non, suivant l'animal considéré ; la confluence et l'étendue des lésions variaient dans des proportions notables. Les reins n'étaient jamais indemnes.

Avant de décrire minutieusement l'aspect des organes, nous allons résumer brièvement trois de nos observations qui suffisent à mettre en relief les faits énoncés et les modalités diverses des lésions.

Ire Observation

Le 13 février 1894, on injecte dans les veines d'un lapin (n° 3), 4 centimètres cubes d'un bouillon de culture du muguet n° 6, datant de six jours.

Le lapin meurt le 19 février (six jours après).

A l'autopsie ou trouve :

La cavité péritonéale remplie par une petite quantité de liquide de teinte opaline. Le péritoine pariétal et le mésentère sont parsemés de petites granulations blanchâtres, du volume d'une tête d'épingle. L'intestin paraît normal.

Les reins, augmentés de volume, d'une couleur lie de vin peu foncée, sont parsemés de granulations miliaires blanchâtres. Les capsules surrénales semblent normales.

La vessie est dilatée, remplie d'urine claire non albumineuse. Le foie, de couleur normale, n'a montré que de rares granulations. Les poumons, le cœur, l'encéphale et les méninges, la rate paraissent sains.

Le liquide péritonéal ensemencé n'a donné ni muguet,

ni microbes. Injecté dans les veines d'un lapin, à la dose de un centimètre cube, il a amené la mort en 13 jours, et sauf une maigreur extrême, il n'y avait pas de lésions appréciables.

IIe Observation

Le 24 avril 1894, on fait une injection intra-veineuse, de six centimètres cubes de culture de muguet n° 6, chez un lapin blanc de 1626 grammes. Le bouillon était vieux de huit jours, et le champignon avait passé par l'organisme d'un cobaye.

Vingt-quatre heures après, l'animal commence à présenter de l'inquiétude, de l'anorexie, sa respiration est fréquente et de peu d'amplitude. Il meurt le 26, à onze heures du matin. Diminution de poids : 183 grammes.

La température est restée constante dans les vingt premières heures, puis a monté de 0°6 dans les heures suivantes pour descendre brusquement dans les huit dernières heures, de un degré environ, toutes les deux heures.

L'autopsie, faite une heure après, a donné des lésions suivantes :

Péritoine lavé. Quantité de liquide ascitique, clair, peu notable. Epiploons et mésentères parsemés de granulations miliaires blanchâtres, prédominant surtout vers l'attache de ce dernier. Intestin grêle criblé de granulations. Gros intestin dilaté, parésié, rempli de matières fécales. Invagination intestinale grêle, de plusieurs centimètres de longueur.

Vessie pleine. Urine claire, non albumineuse (pas de muguet). Sur les parois vésicales se trouvent quelques granulations fines, blanchâtres, nettement en relation avec des extrémités vasculaires. Reins turgescents, augmentés de volume, couleur ôcre, envahis par des granulations blanchâtres de la grosseur d'une tête d'épingle. Capsules surrénales, normales macroscopiquement. Tissu graisseux péri-rénal contenant d'abondantes granulations. Rate parsemée de petits points extrêmement fins. Foie gros, présentant sur un fond brun, des travées blanchâtres en réseau et des granulations fines par endroits. Péricarde et plèvres contenant un peu de liquide clair. Poumons normaux. Cœur contracté, dur. Système artériel rempli de sang couleur rubis ; système veineux turgescent.

IIIe Observation

Le 24 avril 1894, on fait chez un lapin noir, du poids de 1.534 grammes, une injection intra-veineuse, de six centimètres cubes d'un bouillon de culture, datant de huit jours (du muguet n° 8). — Symptômes de la maladie nets 24 heures après. Mort le 27 avril, à une heure de l'après-midi. La température a monté de 1° les deux premiers jours, pour subir une chute rapide les huit dernières heures. Diminution de poids, 11 grammes seulement. A l'autopsie, nous avons trouvé les lésions suivantes :

Péritoine et mésentère sains. Pas de liquide ascitique. Vessie pleine. Urine claire, jaunâtre, non albumineuse. Plèvres, péricardes et méninges sains. Poumons et encéphale normaux.

Cœur, foie, reins, intestin grêle, farcis de granulations miliaires. Les reins présentent même de petits kystes transparents ; ils sont peu augmentés de volume. Capsules surrénales ordinaires. Rate normale.

Dans toutes les expériences d'inoculation intra-veineuses positives, *les reins* sont les organes les premiers atteints et leur envahissement est caractéristique. Leur capsule est normale, ils se décortiquent facilement. Les lésions prédominent dans la substance corticale qui est criblée de granulations blanchâtres, de volume légèrement variable, mais ne dépassant guère un millimètre de diamètre. Ces amas ont une tendance marquée à suivre les ramifications vasculaires, et leur distribution est nettement rayonnée ; cependant, on en rencontre quelques-uns, généralement plus petits dans la substance médullaire ; leur contour plus ou moins régulier n'est pas net, il y a une légère diffusion dans le tissu environnant. Si, après avoir cautérisé la surface des reins, on enfonce dans sa profondeur une aiguille de platine stérilisée et qu'on ensemence des tubes d'agar, suivant le point piqué on peut avoir des colonies typiques ou atypiques du muguet. L'urine ne contient pas de muguet et cependant le sang en contient comme on peut le prouver par ensemencement.

En énucléant une granulation avec une aiguille à dissocier, en la dilacérant et l'examinant au microscope, soit directement, soit après colorations diverses, on trouve au milieu de débris rénaux, une multitude de filaments fins, granuleux, déformés, ainsi que des restes de cellules rondes de muguet ; on rencontre encore un grand nombre de grosses cellules bourgeonnantes et surtout des formes cylindriques plus ou moins développées, placées bout à bout. Ce sont les cellules restées vivantes, typiques ; elles sont cependant plus granuleuses que dans les cultures ; on en trouve quelques-unes complètement vides. Si l'on ne rencontrait tous les intermédiaires entre les levûres vivantes et les filaments et globules déformés, on serait fort embarrassé pour savoir à quels éléments on a affaire. On ne voit pas de véritable mycelium comme dans les bouillons ou dans l'enduit buccal.

Si l'on examine des coupes transversales microscopiques, on peut se rendre compte de la topographie des lésions. A côté des granulations nettes, on rencontre des infiltrations diffuses. Il semble que la plupart des nodules soient à la place de glomérules disparus, mais rien n'est fixe. D'ailleurs ces nodules sont assez mal limités par rapport aux tissus environnants, ils ont une périphérie étoilée, et aux alentours on observe souvent une magnifique infiltration péritubulaire. Dans la substance médullaire les lésions sont plus diffuses, moins nettes.

A de forts grossissements, ces granulations semblent formées de petits corps irréguliers, cylindriques ou ovoïdes, prenant très bien le picro-carmin, l'hématoxyline, les couleurs d'aniline, ce qui les rend difficiles à distinguer des restes des cellules organiques avec leurs noyaux fragmentés et des leucocytes. Ce n'est que par leur irrégularité, les rapports des granulations colorées entre elles, quelquefois par la continuité que l'on peut suivre en faisant varier le point, que l'on arrive à les discerner; mais il est impossible d'affirmer que l'on est en présence de mycelium ou de cellules de muguet plus ou moins développées et allongées.

Les *capsules surrénales,* qui semblent presque toujours intactes macroscopiquement ou ne présentant que quelques suggillations, sont souvent envahies d'une manière diffuse dans leur substance médullaire.

Le *foie* présente des lésions plus ou moins accentuées suivant les sujets. Quelquefois on ne rencontre que de rares granulations, d'autres fois il y a un réseau blanchâtre étendu ; exceptionnellement on trouve de gros amas simulant des nodules caséeux.

Les granulations se trouvent soit en rapport avec les vaisseaux portes, soit en pleine substance hépatique. En outre on remarque des lésions diffuses et on rencontre des éléments dans les capillaires.

Le réseau blanchâtre est formé par une véritable infiltration des espaces portes, simulant une cirrhose ; très rarement bi-veineuse.

Le *cœur,* lorsqu'il est atteint, présente des lésions bien plus diffuses. On voit bien des nodules, mais ils sont moins nets et s'allongent suivant le sens des fibres cardiaques qu'ils dissocient. En règle générale on trouve des amas plus ou moins considérables, plus ou moins nets, séparant les faisceaux musculaires du cœur.

Lorsque *l'intestin* est envahi (ce qui se traduit par la diarrhée), on remarque une abrasion presque complète de l'épithélium. Au-dessus du chorion quelques rares tubes et des granulations à éléments petits, irréguliers, impossibles à décrire, constituent la tunique interne. Dans les autres parties de l'animal où l'on rencontre encore des nodules mycosiques, il n'y a rien à signaler que l'irrégularité des lésions.

Les faits que nous venons de décrire se rapportent aux injections intra-veineuses. Nous avons vu au chapitre précédent que les *inoculations sous-cutanées* produisaient des résultats très divers. Si l'on ouvre les collections fluctuantes obtenues dans certains cas on est en présence d'un pus épais, très blanc, caséeux qui, ensemencé, donne des cultures pures de muguet, et dans lequel on retrouve le champignon. Nous n'insisterons pas sur sa description l'ayant trouvé, semblable à celle que nous avons donnée dans un travail antérieur (1).

La mort peut arriver dans certains cas, et l'on trouve des lésions très nettes ou au contraire peu de chose. Voici trois observations entre autres :

IVe Observation

Le 23 avril 1894, on injecte à un cobaye blanc et jaune, sous la peau, quatre centimètres cubes d'une culture de muguet n° 8, datant de 7 jours. L'animal ne

(1) Loc. cit.

présente pas de réaction générale. Il meurt le 30 avril. Nous trouvons à l'autopsie :

Abcès au point d'inoculation, peu étendu. Poumons congestionnés. Cœur mou, un peu décoloré. Rate et foie gros, noirs, congestionnés. Reins congestionnés. Capsules surrénales énormes, doublées de volume ; Couleur jaune très foncée. Péritoine congestionné, vascularisé ; liquide péritonéal assez abondant, clair. Œdème des autres séreuses. Réservoirs urinaire et biliaire, dilatés remplis de leurs liquides normaux. Estomac et intestin grêle vides. Gros intestin, dilaté, parésié, rempli de matières fécales.

Ve Observation

Le 23 avril 1894, on injecte sous la peau d'un cobaye blanc à tête noire, 4 cc. de cultures de muguet n° 10 datant de 7 jours. L'animal meurt le 1er mai 1894 ; à l'autopsie nous trouvons :

Abcès local très étendu.

Péritoine pariétal injecté, dépoli. Liquide péritonéal clair, peu abondant, assez visqueux.

Intestin grêle, vide. Gros intestin dilaté, rempli de matières fécales. Foie violacé, mou. Vésicules biliaires très dilatée, bile normale. Pancréas semblant granuleux, dur. Rate jaunâtre, décomposée. Reins semblant normaux. Capsules surrénales grosses, volumineuses, jaune-rougeâtres avec sugillations. Poumons et cœur normaux.

VIe Observation

Le 24 mars 1894, on inocule sous la peau d'un cobaye (marqué au feu sur le nez), 6 cc. de culture de muguet n° 1, datant de neuf jours. L'animal meurt le 20 avril et nous trouvons à l'autopsie :

Œdème des séreuses et œdème sous-cutané peu prononcé.

Pas d'abcès au point d'inoculation.

Liquide ascitique abondant, clair.

Reins semblant normaux ; capsules surrénales énormes.

Foie parsemé de plaques irrégulières, blanc-jaunâtres, volumineuses.

Cœur petit et mou. — Poumons normaux.

Donc le muguet en injection sous-cutanée, semble déterminer un empoisonnement général, dans certains cas, car nous ne retrouvons pas d'éléments de muguet en dehors du point d'inoculation. Les lésions viscérales sont banales et simplement congestives. Cependant le cœur et le foie, dans plusieurs faits, méritent de nous arrêter.

Le *cœur* présente une légère infiltration leucocytaire dissociant les fibres cardiaques. Le *foie*, généralement congestionné, présente dans quelques faits, des lésions de cirrhose bi-veineuses des plus accentuées, notamment dans l'observation VI.

CONCLUSIONS

Les cultures de muguet inoculées à des lapins, ou cobayes, quel que soit le mode d'expérimentation, produisent chez ces animaux des troubles variables avec l'origine du produit.

Les injections intra-veineuses sont les plus constantes dans leurs effets, et les phénomènes correspondants les plus accentués. Les injections intra-péritonéales sont presque toujours stériles. Les inoculations sous-cutanées, donnent des résultats très variés.

INDEX BIBLIOGRAPHIQUE

LANGENBECK. — Froriep's Notizen. 1839.

BERG. — Société médicale suédoise. 1842.

GRUBY. — Compte-rendu de l'Académie des sciences. XIV, p. 634. 1842.

ROBIN. — Des végétaux qui croissent sur l'homme et les animaux. Th. Paris, 1847.

ROBIN. — Histoire naturelle des végétaux parasites. Paris, 1853, p. 489.

SEUX. — Recherches sur les maladies des nouveau-nés. Paris, 1856, p. 17.

GUBLER. — Mém. de l'Ac. de méd. XXII 1858.

ZENKER. — Rev. d. bis. f. nat. und Heilk (Dresden, 1862).

BURCKHARDT. — Ueber Soor und sieser Kranckhet eigenthunslichen Pilz. (Charité. Annalen 1864.)

HALLIER. — Die pflanzlichen Parasiten des menschlichens Korpers. Liepsig, 1866.

QUINQUAUD. — Nouvelles recherches sur le muguet. (Arch. de physiol., 1868.

WAGNER. — Zur Kentniss des Soors des Œsophagus. (Jahrbuch d. Kinderheilkunde, 1868.

GUBLER. — Art. bouche. Dict. encycl. d. Sc. méd. 1869.

HAUSMANN. — Die Parasiten der Weiblichen Geschlechtorgane. Berlin, 1870.

PARROT. — Archives de physiol. norm. et path. 1869, n°s 4 et 5.

PARROT. — Archives de physiol. norm. et path. 1870, p. 651.

PARROT. — Progrès médical. 1874, n° 49.

PARROT. — Athrepsie. Paris, 1877.

HENOCH. — Leçons cliniques sur les maladies des enfants.

ARCHAMBAULT. — Art. Muguet Dict. encycl. d. S. méd., 1876. (Bibliographie jusqu'en 1874.)

REES. — Ueber den Soorpilz-Sitzunsb. der phys. med. Soc. zu Erlangen. Juli 1877. Juanuar 1878.

Rees. — Ueber den Soorpilz-Sitzunsb. der phys. médic. Soc. zu Erlanger. Juanuar 1878.

Grawitz. — Zur Botanik des Soors und Dermatomycosen-Deutsch. Zeit. f. pra, mud. Mai 1877.

Grawitz. — Beitrage zur systematischen Botanik des pflanzichen Parasiten. Virchow Arch. Bd LXX.

Grawitz. — Die Stellung des Soorpilzes in der Mycologie der Kahmpilze. Virchow. Arch. Bd LXXII.

Ribbert. — Berlin Klin Woschensch. 1879, p. 78.

Epstein. — Prag. méd. Woch. 1880.

Brocq. — Du muguet développé chez l'adulte en dehors de tout état cachectique. 1881.

Duguet. — Muguet primitif de la gorge. France méd. 1882.

Tordeus. — Essai sur le muguet des nouveau-nés. Thèse d'agrég. Brux., 1882.

Damaschino. — Muguet du pharynx chez les typhiques. Sc. méd. des hôp. 1882-1883.

Lebrun. — De la présence des spores de *l'oïdium albicaus* dans l'air des salles d'hôpital. Thèse Paris, 1883.

Kehrer. — Ueber den Soorpilz. Botau Ludié. 1883.

Stumpf. — Untersuch. ueber die Natur des Soorpilzes. Munch. artzlech. Intelligenzblatt. 1885.

Baginski. — Ueber Soorculturen Deutsch med. Woch. 1885, n° 50.

Klemperer. — Ueber die Natur des Soorphilzes Centralb. f. klin. med. 1885.

Plant. — Beitrage zur systematischen Stellung des Soorpilzes in der Botanik. 1885.

Plant. — Neuer Beitrag. zur syst..., etc. Leipsig, 1887.

Fischl. — Die Entwecklung und der gegenwartige Stand unsere Kentnisse ueber den Soor. Centralb. f. Kinderheilkunde. 1887, n° 16.

Audry. — Sur l'évolution du champignon du muguet. Revue de méd. 1887, p. 386.

Helher. — Tageblatt d. Heidelberg-naturforschervers. 1889.

Linossier et G. Roux. — Sur la morphologie et la biologie du champignon du muguet. Compt.-rend. Ac. d. Sc. Paris. 1889, CIX, 752-755.

Linossier et G. Roux. — Sur la mycose expérimentale due au champignon du muguet. Lyon médic. 1889, t. XII, 327-330.

Linossier et G. Roux. — Sur la nutrition du champignon du muguet. Compt.-rend. Ac. d. Sc. Paris, 1890, CX, 355-358.

LINOSSIER et G ROUX. — Recherches biologiques sur le champignon du muguet. Arch. de méd. expér. et d'anat. path. Paris, 1890, II, 222-252.

S. REMY — Note sur le muguet et les ulcérations ptérygoïdiennes des nouveau-nés. Rev. méd. de l'Est. Nancy, 1889, XXI, 705-710.

F. LAURENT. — Observations sur le champignon du muguet. Bull. soc. belge de microgr. Bruxelles, 1889-1890, XVI.

SCHMORL. — Einfall von Soornetastase in der Niere. Centralb. f. bact. und. Parasitenkund. 1890, n° 11.

ARCHALME. — Le champignon du muguet. Gaz. hôp. Paris, 1891.

BERTI G. et P. BLASI. — Del mughetto endemico nei brefotrosi. — Atti. di cong. pediat. ital. 1890, Napoli 1891, 188-211. 1 pl.

R. BLANCHARD. — Sur les végétaux parasites non microbiens transmissibles des animaux à l'homme et réciproquement. Progrès médical 20. XIV, 454, 491. Journal de micrographie. 1891. XV. 284, 313. 327. 1892, XVI, 224, 633, 653.

H. GRASSET. — Etude d'un champignon pyogène parasite de l'homme. Arch. méd. expér. Septembre 1893.

LILLE. — IMP. LE BIGOT FRÈRES.

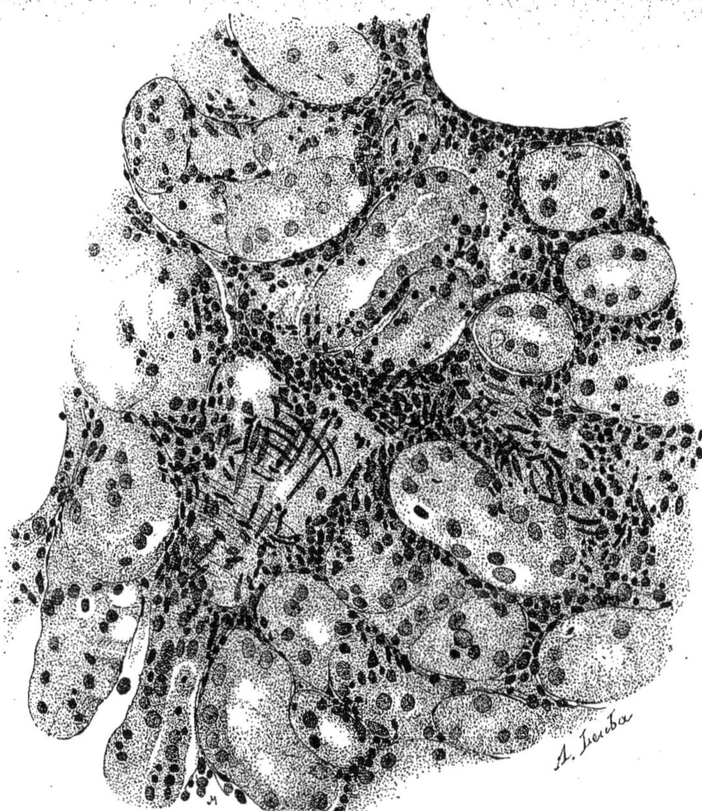

Infiltration mycosique péritubulaire. — Oc. 2. Obj.6.

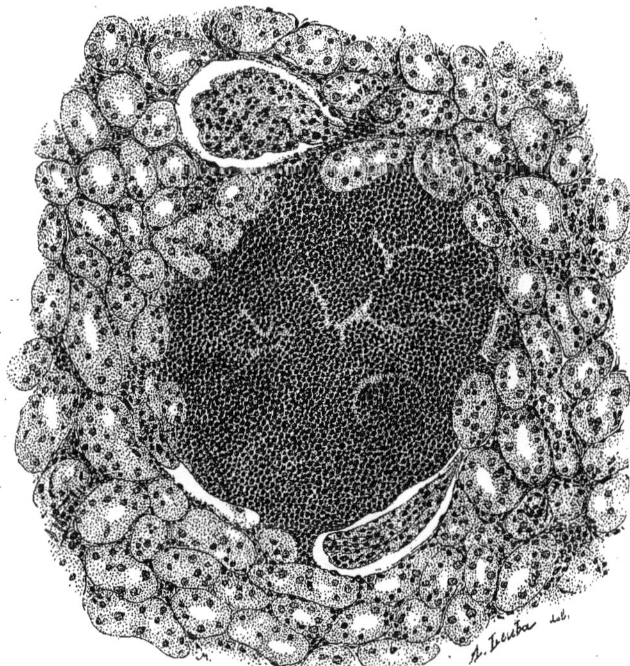

Granulation mycosique du rein. — Oc. 2. Obj. 5.

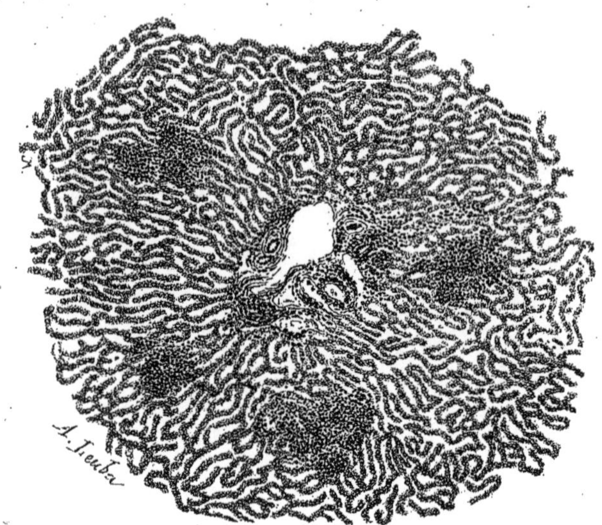

Foie mycosique. — Oc. 2. Obj. 2.

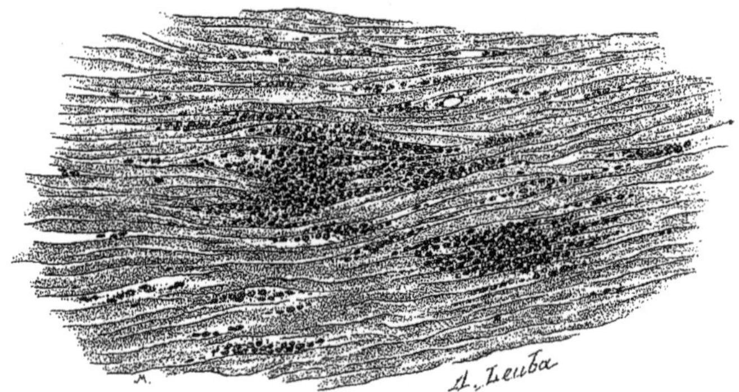

Cœur mycosique. — Oc. 2. Obj. 5.

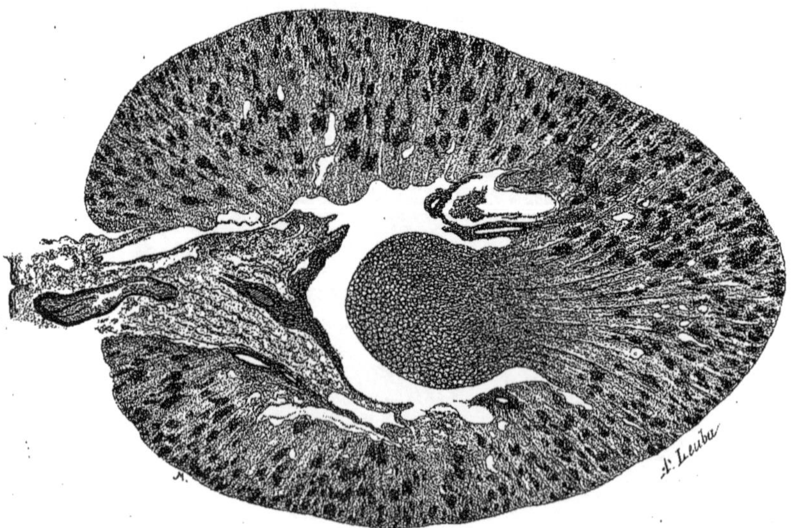

Coupe transversale du rein. — Grossissement : 4 diamètres.

A LA MÊME SOCIÉTÉ

Lille, imprimerie Le Bigot Frères, rue Nicolas-Leblanc, 25

www.ingramcontent.com/pod-product-compliance
Ingram Content Group UK Ltd.
Pitfield, Milton Keynes, MK11 3LW, UK
UKHW020412220726
13923UKWH00004B/1901